Nursing Today
ブックレット・03

子どもを虐待から護る

◉目次

JN219923

子どもの虐待に関する痛ましい事件が各地で後を絶ちません。児童相談所の相談対応件数はここ数年で急激に増加し、二〇一八（平成三〇）年度では過去最多の約一五万九千件（厚生労働省速報値）に上ります。

その背景には、少子化の進展や家族形態の変化、地域とのつながりの希薄化など、出産や子育てをめぐるさまざまな課題が横たわっています。

そのような現状から、改めて母子保健活動を中心として、そこに携わる看護・医療職に焦点を当て、どうすれば子どもたちを護ることができるのか、支援のあり方や最前線の取り組みを提示します。

（編集部）

子ども虐待予防における看護職の支援

上野　昌江
うえの・まさえ●関西医科大学看護学部教授

人生早期に親身になって養育されなかったことの後遺症として低い自己評価しかもてなかった子どもは、同時に自分の最も身近にいる大人でさえも信頼できなくなってしまうのが普通である。このような他者への信頼感の欠如は、その後の人生においても消え去ることはなく、本人に意識されないままに成人してからも他の大人への不信感という形で生き残る。その結果対人関係のあらゆる場面に深刻な影響が及ぶことになる。――ブラント・F・スティール

虐待が子どもに及ぼす影響

子ども虐待予防はわが国のみならずこの取り組みが先駆的に始まった欧米諸国においても今なお

表1　虐待が及ぼすさまざまな影響

○身体的影響
外から見てわかる傷（打撲、切創、熱傷等）、外から見えない傷（骨折、頭蓋内出血、内臓破裂等）、栄養障害、体重増加不良、低身長、発育不全などがあり、重篤な場合は死に至ったり、重い障害が残る可能性がある。

○知的発達面への影響
安心できない環境で生活することにより、落ち着いて学習に向かうことできない。そのため、もともとの能力に比して知的発達が十分にえられないことがある。また養育者が子どもの年齢や発達にそぐわない対応や要求をしたりすることにより知的発達を阻害する。

○心理的影響
対人関係の障害、低い自己評価、行動コントロールの問題、多動、心的外傷後ストレス障害、偽成熟性、精神的に病的な症状や解離・解離性同一障害などの精神症状などがある。

（出典：日本子ども家庭総合研究所編：子ども虐待対応の手引き―平成25年8月厚生労働省の改正通知, p.6-8, 有斐閣, 2014.）

大きな社会問題となっている。虐待は子どもの心身の発達の阻害および将来の人格の形成に大きな影響を及ぼす（**表1**）。

特に心理的影響については、冒頭に示したスティール（Steele, B.）の言葉[1]のように長期的で甚大であり、対人関係の障害は、虐待を受けた子どもから次の世代への連鎖をはらむものである。そのため、人を支援する立場にある看護職にとって虐待予防は常に念頭において取り組むべき中心課題といえる。

わが国において子ども虐待（以下、虐待）への対応は児童福祉法、児童虐待の防止等に関する法律（以下、児童虐待防止法）に基づき、児童相談所等における法的介入を中心に行われてきた。重大な虐待事例が生じるたびに検証報告、それに基づく新たな通知、法改正などが行われているが、虐待相談件数、虐待死亡事例の減少に至っているとはいえない。

虐待問題の社会的背景には、少子化の進展の中で、子どもや親、家族を取り巻く環境の変化とともに、核家族化、妊娠中や子育て早期の離婚、シングルマザー、ステップファミリーの増加といった、家族形態の多様化などがある。さらに地域とのつながりの希薄化が家族の孤立化に拍車をかけ、虐待発生予防を困難にしている。厚生労働省の統計によれば、全国児童相談所の虐待相談件数の相談経路として、調査開始当初から数年前までは「近隣・知人」が最も多かったが、ここ一〇年で急激に増えているのが「警察からの通報」であり、二〇一七（平成二九）年では約五割を占めている。この変化は、児童虐待防止法の改正で心理的虐待に「配偶者やその他の家族に対する暴力・暴言」が加えられたこと、DV被害者が身近に相談者がいないことなどから、警察に連絡することが多くなったためと考えられ、地域のつながりの希薄化の一端を示す実態でもある。

虐待予防において看護職が果たす役割

医療・保健機関で接する年齢の子どもたちが多い実情

厚生労働省「子ども虐待による死亡事例等の検証結果等について」[2]によれば、第一～一五次報告において一三〇〇名以上の子どもたちの尊い命が虐待により死亡に至っている。この中で心中以外の虐待死約七〇〇名強の子どもたちのうち〇《ゼロ》歳児が約四割、三歳以下が約七割である。

ここで注目しなければならないのは、この年齢の子どもたちが医療機関の看護師や助産師、保健機関の保健師とさまざまな場面で接点をもっていることである。つまり看護職は、虐待の予防、早期発見、支援の第一線にいる職種である。地域の母子保健は従来から妊産婦死亡、乳児死亡を指標とし、それらをいかに減らすかを見据え活動してきた。その結果、わが国の乳児死亡率の低さは世界的にトップ水準となった。今後はさらに、「予防できる死亡」（子どもの病気以外の虐待や事故などによる）をいかになくせるかが、医療・保健に求められる重要課題となっている。

看護職は援助関係づくりから支援を始める

虐待対応においては、子どもの命を守るための介入と親・家族への共感的な支援を同時に行っていく必要があり、この相反する介入と支援の実際的な進め方について、虐待にかかわる多くの職種が苦悩している[3]。わが国において昨今の虐待の重大事件を踏まえて、二〇一九（平成三一）年には児童虐待防止対策の強化に向けた緊急総合対策の徹底、児童福祉法、児童虐待防止法の改正などさらなる介入強化の方向が進みつつある。

このような虐待防止対策強化の中で、妊婦・親、子どもを最も身近なところで支援する看護職が、「子どもの命を護ることを最優先」し、かつ「親の育ちを護り」、「家族の育ちを護る」ためにはどのように支援を展開するかが問われている。看護職は人々の健康を護る活動をコミュニケーションやさまざまな看護スキルを用いて展開する医療専門職である。そして生活や病気、障がいなどをもつ対象者を理解し、彼らが心身の健康を維持できるよう直接的ケア（バイタル測定、食事や排泄などの身体的ケア）を通して援助関係を築くことができる職種である。

英国のヘルスビジター（保健師）は、「私たちはどの家庭にも立ち入る権利は持っていない。だから家族とよい関係を樹立し、支援が継続できるようにしている」[4]と述べている。また、米国の保健師の活動についてザーベック（Zerwekh, J.V.）は、家族のセルフヘルプの能力を育むために基礎となる三つの臨床能力の一つとして「信頼関係を構築する」[5]ことを挙げている。そしてケンプ（Kempe, C.H.）は、虐待予防において看護職は、親を監視したり、指導したりするのではなく、親と信頼関係をつくり、親のセルフイメージを改善するために援助でき、親を脅かさない存在として非常に重要である[6]としている。

このように親に不信感をもたせず関係をつくり上げていくことは、長年、看護職が実践してきたことである。虐待の重大事例が発生するたびに介入論理が強まっていく中で看護職が果たす役割として、援助関係を築くことができるという強みを最大限発揮し、虐待予防についての理解をさらに深めながら活動を展開していくことがより一層求められている。

なぜ虐待予防において援助関係づくりが重要なのか

かかわりが難しい死亡事例

虐待により死亡に至った事例の特徴を分析結果から振り返ると、継続したかかわりが非常に難しいことがわかる。二〇〇八～二〇一六（平成二〇～二八）年度の各地方公共団体の検証報告等によれば、〇《ゼロ》～六歳までの未就学児で支援拒否があった事例も、出産およびその後の経過において保健機関、医療機関、児童相談所などいずれかの関係機関と何らかの接点があった[7]。にもかかわらず接点が点のままとなり、次のかかわりにつなぐことができないうちに、子どもが死亡に至っていた。

しかし周産期という重要な時期に妊婦、親と看護職が何らかの接点があったという事実は大きい（誰も知らないままに子どもが亡くなっていたのではない）。その接点において保健・医療専門職が妊婦、親と継続したかかわりができなかったのはどうしてなのか。彼らはなぜ専門職のかかわりを必要ないと思ったのだろうか？　一部の事例では親は子どもへの虐待を隠蔽するために専門職のかかわりを拒否したととらえられている。しかし果たしてそうなのだろうか？　彼らが支援を拒否しているように見えるのはなぜだろうか？　看護職の支援が届かない理由を考えるとさまざま疑問が浮かんでくる。小林は、複雑な背景要因をもつ親、子どもが体験している困難や悩みへの理解なしに、役立つ支援、ましてや共感性のある支援を行うことはできない[8]と述べている。なぜかかわりが難しいのかを考え、親・家族への理解を深めることが次の支援の糸口になる。

虐待の定義からみた「関係性」とは

虐待の発見は、米国においてケンプが多数の子どものX線撮影からけがが偶然の事故ではないことに気づき、一九六一年の米国小児科学会のシンポジウムおよび翌年の米国医学会誌において「Battered Child Syndrome」[9]を発表したことに端を発する。その定義は「親や保護者や世話をする人によって引き起こされた子どもの健康に有害なあらゆる状態」であり、「親側からではなく子どもの健康阻害から診断する」とされ、子どもの心身の状態に着目したものであった。その後さまざまな虐待の発生要因に関する研究が行われ、ヘルファ(Helfer, R.E.)は虐待を「家族内で発生する対人関係の崩壊によって引き起こされた複雑な家族問題」とし「家族内の相互作用の破綻」[10]と述べている。

関係性の問題への支援を考える

虐待を「家族内の相互作用の破綻」ととらえると、わが子との関係性がうまく築けず破綻に至る親(子どもを虐待する親)は、他の人とも関係構築が難しいことが推測され、そのことが根底にあり看護職が拒否されたと感じるのではないか。つまり親からの支援の拒否というとらえ方ではなく、その親は人との関係性の取り方がわからないがゆえに看護職とうまくかかわることが難しい、と考えることができる。

ケンプは虐待が起こる要因として、①「親が心理的、身体的虐待を受けていた」、②「子どもが親にとってかわいくなく、失望を与える」、③「危機的状況がある」、④「危機的状況にあっても助けてくれるライフライン（支援をもとめる手立て）がない」の四つの因子を挙げ、支援者は危機的状況にある親のそばにいて支援することから始めることが重要で、それはすぐにでもできるとしている[11]。

親の「気になる」言動から、何らかの手助けを必要としていると思い至るためには、親の危機的状況を察知し、それが周囲の人との関係性の障害からきているのではないか推察することが必要である。その意味で、看護職は親の最も身近なところにいて、かかわりの難しい親の危機的状況にいち早く気づき、支援できる立場にいることを忘れてはならない。

親の危機的状況をどのように把握するか

親子関係の観察から背景にあるものを探る

一般に虐待のリスク要因として身体的問題は認識しやすい。目の前の子どもの状況から虐待が生じているのではないかと考え、その危険度を迅速に判断し、対応を早急に検討し行動できる。しかし、ケンプが前述している親の危機的状況とは、表面的にとらえやすい子どもに生じている身体的状態だけではない。親の気になる言動の背景にある生育歴や社会的要因の厳しさを察知し、危機的状況に気づくことである。

その方法としてケンプは、分娩直後から親子関係をみることの重要性を指摘し、親は「（出生直後）子どもをどのようにみたか」「子どもにどのような言葉かけをしたか」「子どもに何をしてあげたか」などの観察ポイントを示している[12]。また、ブラウン（Browne, K.）らも親子関係の質（「敏感性／相互作用」「受容／拒否」「協調／干渉」「近づきやすさ／無視」）を観察することが重要としている[13]。これらの観察項目は、新生児期だけでなく、妊娠中や出産後の家庭訪問時の親の子どもへの接し方、子どもの親への反応などの観察においても役立ち、気になる行動を糸口に親がこれまでどのように生き抜いてきたのかという話から、親の「生きづらさ」を理解することにつながる。

危機的状況の背景を理解して支援が変化する

親子関係の観察から何か「気になる」と感じて支援に至るには、さらにジェノグラムなどで家族の特徴をつかむ中で「不思議センサー」[14]を発揮し、親や家族関係をより理解する必要がある。ベナー（Benner, P.）は看護実践を可能にする根本条件を気づかい（caring）とし、そのことをもって看護職は看護実践を次の段階に進めていく[15]と述べている。目の前にいる妊婦・親の気になる言動からその生育歴や現在の生活に思いを馳せることは支援を次に進めるうえで基本になる。

筆者がインタビューを行った熟練保健師は、母親の言動から何らかの〝しんどさ〟に気づくことが支援の前提条件になるとし、母親の心身の不調、能力の不均衡、伝統的育児観への束縛、母子の閉塞感、厳しい家計のやりくり、子どもへの対応のまずさ、関心の薄さなどに気づき、それらに気持ちを寄せることで、〝しんどさ〟の本質すなわち厳しい生育歴の中で彼女らが何らかの生きづらさをもっていることを理解していた。そして母親の〝しんどさ〟にあわせた支援を展開するようになっていた[16]。保健師は〝しんどさ〟という生きづらさを理解することで母親への支援を一方的な知識や情報提供だけでなく、親の立場から個別性を重視した共感的な支援に切り替え、かかわりを継続していた。

看護職が進める支援

「支援のためのアセスメント」から生きづらさをもつ親への支援（ケンプ理論）

「支援のためのアセスメント」とは、子どもと親とその家族のこれからの暮らしを見通し、どのような支援を行っていくのかを明らかにするための過程で、リスクアセスメントとは異なる。支援者との出会いの時以前の背景（親の生きづらさ）を理解するために行う[17]。それは共感性のある支援の入り口となり、私たちが着目するところを示すものである。

「支援のためのアセスメント」により、「気になる」親の背景にある生きづらさを察知することで、支援者は親への接し方を自ら変化させていくようになる。小林は、ケンプの考え方に基づき、虐待は「子ども時代に根をもつ虐待しやすい親」「累積する現在の生活ストレス」「親の心理社会的孤立」「親の意に添わない子ども」の四条件が揃っていると生じやすく、それを基盤にした再発予防支援として次の四つを挙げている[18]。

①支援者が親の相談者になる（心理社会的孤立を解くために援助関係をつくる）
②その援助関係を軸に社会資源を総動員して生活ストレスを減らす
③虐待の結果である子どもの心身の健康問題を他の大人（専門職等）がケアする
④①〜③の援助により親に余裕ができたら親の育児を変える働きかけを行う

特に子ども時代に根をもつ（愛されていない）という「生きづらさ」をかかえた親に対しては、①に示した援助関係づくりから始めることの重要性を示している。このことは看護にとって基本である。目の前にいる親が発する「気になる」サインをキャッチし、感情の交流を行いながら、人間関係を構築し、相互作用をいかに進展に導くか。虐待を「家族内の相互作用の破綻」ととらえると前述したが、関係づくりの難しさが家族以外の人とも同様だとすれば、このような親とどのように関係を構築できるかが支援の要といえる。

具体的には、主役である親の個人的な生き方を尊重し、親自身のもっている能力と技術を引き出し、それをもとにエンパワメントし、一緒に解決策を考えることである。そのために親と話し合いながら、協力的な相互作用の輪をつくることが必要である。スティールは、「彼らに必要なのは、子育ての知識や技術を提供することではなく、時間であり、注目であり、寛容であり、何よりも親自身に人間としての計り知れない価値があることを認めることである」[19]と述べている。

筆者による熟練保健師たちの援助関係づくりでも、親にとって心地よい関係づくりを重視し、その中で親の考え方を優先する、親と目線を合わせる、親を主体にする、できていることを見つけ、ほめるなどの支援を行っていた[20]。ハーマン (Herman, J.L.) は「心的外傷の中核は、無力化と他者からの離断であり、回復は孤立状態においては起こりにくく、人間関係の網の目を背景にしてはじめて起こる。そのため自分以外の他者と新しい結びつきをつくることが重要である」[21]と述べている。看護職が行うこれらの共感的支援はハーマンのいう親が他者と人間関係を確立するための第一歩になると考える。

支援の効果

看護職が何か「気になる」親の背景にある生きづらさの存在を認識できると、知識提供や健康診査受診勧奨、子どもの成長発達を教えるだけの支援では親は変化しないことがわかる。そして援助関係づくりを支援の中核におき、困りごとに共感し、一緒にそれらを解決しようとするが、それには時間を要することもあり、果たして効果があるのだろうかと疑問に思い始める。

虐待予防については、家庭訪問による支援が有効であると認識されてきている。オールズ（Olds, D.L.）らが開発したNurse Family Partnership（ＮＦＰ）プログラムでは、妊娠期から乳幼児期の長期間で継続的に看護職による家庭訪問が行われる[22]。その長期的成果として、虐待やネグレクトなどの不適切な養育が減少したことが報告されている[23]。またこれらの成果は問題をかかえている家庭ほど効果があることが示されている[24]。

ＮＦＰプログラムの理論的基盤と支援による成果

このプログラムの理論的基盤はセルフ・エフィカシー、ヒューマン・エコロジー、アタッチメントとされている[25]。セルフ・エフィカシーとは、親が自分の可能性を実感し、自信をもって養育できるよう、子どもに対する親のかかわりの長所に焦点を当て、親の行動の変化を促進し、親の自己効力感を高めることである。ヒューマンエコロジーとは、多くの要因が親と子どもの生活に影響を与えることを認識し、親、パートナー、家族、その他の重要な人々との関係、さらに親が住んでいる地域の状況などを踏まえて支援することである。そしてアタッチメントでは、人が他者に対してもつ信頼感は、発達の初期に養育してくれた大人によって自分の欲求が適切に満たされた経験に基づき形成されることが基盤とされ、ＮＦＰプログラムではアタッチメントを支援の中で重要なものと位置づけている。これらの理論的基盤は、これまでの虐待要因の研究から導き出され、支援関係づくりの方略として盛り込まれている。

また、支援の成果として、小林は保健所がかかわった事例で、虐待による死亡が取り組みを始めてから四分の一になったこと、周産期センターがフォローした事例では、児の虐待死亡、重度虐待が減ったことを挙げている[26]。筆者らも、生きづらさをもつ親への保健師の緻密な支援により援助関係が構築され、子どもの養育を母親自身が担うことができるようになった事例を報告している[27]。これらの研究や報告から親の関係づくりを中核においた支援は時間を要しても虐待予防に効果があることを示している。

＊

虐待予防は支援についての可視化が難しいといわれる中で、保健・医療の専門職は援助関係づくりから始め、徐々に成果を上げている。エグランド(Egeland, B.)らは、被虐待体験のある親が子どもとの虐待関係を断ち切ることができた理由の一つとして、子ども時代に「虐待的でない大人から情緒的サポートを受けた経験」を挙げている[28]。

目の前にいる妊婦・親の情緒的サポートを行う存在とは、まさに看護職ならではの役割そのものではないか。エグランドらのいう子ども時代からではないが、今からでも決して遅くはない。「生き

「づらさ」をもつ親たちとの共感的な関係づくりから始め、その結果彼らが子どもとうまくかかわることができるようになり、さらに親が自分自身の評価を高めることにつながれば、そのことが虐待予防において何より重要なことである。

〈引用文献〉

1 ブラント・F・スティール：子どもの虐待における精神力動的及び生物学的要因、M・E・ヘルファ、R・S・ケンプ、R・D・クルーグマン編、坂井聖二監訳、虐待された子ども——ザ・バタード・チャイルド、二二八頁、明石書店、二〇〇三．

2 厚生労働省社会保障審議会児童部会児童虐待等要保護事例の検証に関する専門委員会：子ども虐待による死亡事例等の検証結果等について、第一五次報告、二〇一九．

3 小林美智子、松本伊智朗編著：子ども虐待 介入と支援のはざまで——「ケアする社会」の構築に向けて、一二頁、明石書店、二〇〇七．

4 A・W・フランクリン編、作田勉訳編：母性愛の危機、一〇五頁、日本文化科学社、一九八一．

5 Zerwekh, J. V.: Laying the groundwork for family self-help: locating, families, building trust, and building strength. Public Health Nursing, 9 (1); 15-21, 1992.（萱間真美、玉置夕起子訳：家族の自助能力を支える基礎作りとしての訪問ケア—家族を見つける、信頼関係を構築する、そして強さを育む、看護研究、三二（一）、一五－二四、一九九九．）

6 Kempe, C. H. & Helfer, R. E.: Innovative therapeutic approaches. Helping the Battered Child and His

Family, pp.41-54, J. B. Lippincott Company, Philadelphia and Toronto, 1972.
7 寺田知寿佳、野田瑞穂、上野昌江：子ども虐待による死亡事例、支援拒否事例の実態と課題、第七回日本公衆衛生看護学会学術集会、二〇一九.
8 小林美智子：子ども虐待の「支援」を考える、子どもの虹情報研修センター紀要 一三、一-一二頁、二〇一五.
9 池田由子：児童虐待の歴史、小児看護、二〇（七）、九一六-九一九、一九九七.
10 R・E・ヘルファ：前掲書1、一一〇三-一一四一頁.
11 Kempe, R. S. & Kempe, C. H. : The abusive parent. Child Abuse , pp.10-24, Harvard University Press, Cambridge, Massachusetts, 1978.
12 Kempe, C. H. : Approaches to preventing child abuse: The health visitors concept. American Journal of Diseases of Children, pp.130, 941-947, 1976.
13 Browne, K. et al. : A community health approach to the assessment of infants and their parents: CARE programme. John Wiley & Sons, pp.70-71, 2006.（上野昌江、山田和子監訳、ケヴィン・ブラウン著：保健師・助産師による子ども虐待予防ＣＡＲＥプログラム、一〇三-一〇四頁、明石書店、二〇一二.）
14 早樫一男編著：対人援助職のためのジェノグラム入門、五〇頁、中央法規出版、二〇一六.
15 Ｐ・ベナー、Ｊ・ルーベル著、難波卓志訳：現象学的人間論と看護、二頁、医学書院、一九九九.
16 Ueno M. ,Kayama M. & Murashima S. : How public health nurses understand mothers of abused and neglected children: The perception of`Shindosa`in mothers. Japan journal of nursing science, 1 (2) ; 117-124, 2004.
17 岡山県：子どもの育ちのニーズシート ガイドブック、三頁、二〇一七.（http://www.pref.okayama.jp/uploaded/life/514620_3907210_misc.pdf〔二〇一九年一〇月一日確認〕）

18 小林美智子：どう関わるか――子ども虐待、小児科臨床、六〇（四）、八五三―八六六頁、二〇〇七．
19 ブラント・F・スティール：虐待者の治療再考、前掲書10、一〇五四―一〇七三頁．
20 上野昌江、山田和子、山本裕美子：児童虐待防止における保健師の家庭訪問による支援内容の分析―母親との信頼関係構築に焦点をあてて、子どもの虐待とネグレクト、八（二）、二八〇―二八九頁、二〇〇六．
21 ジュディス・L・ハーマン著、中井久夫訳：心的外傷と回復、二〇五頁、みすず書房、一九九九．
22 Olds, D. L., Henderson, C.R., Chamberlin, R. & Tatelbaum, R.：Preventing child abuse neglect: a randomized trial of nurse home visitation. Pediatrics, 78 (1); 65-78, 1986.
23 Olds, D.L., Eckenrode, J., Henderson, C.R., Kitzman, H., Powers, J., Cole, R., et al.：Long-term effects of home visitation on maternal life course and child abuse and neglect. A 15-year follow-up of a randomized trial. JAMA, 278 (8); 637-643. 1997.
24 D・L・オールズ著、西澤哲訳：子ども虐待の予防方法としての家庭訪問プログラム、子どもの虐待とネグレクト、一四（二）、一一八―一三四頁、二〇一二．
25 Dawley K., Loch J. & Bindrich I.：The Nurse-Family Partnership, AJN, 107 (11); 60-67, 2007.
26 小林美智子：子どもの虐待発生予防における母子保健のめざすもの、子どもの虐待とネグレクト、一一（三）、三二二―三三四、二〇〇九．
27 岡本かおり、上野昌江、佐藤睦子、柴山陽子、中板育美：母子保健活動における援助関係形成とは―親との信頼関係構築の支援について考える、日本子ども虐待防止学会第二四回学術集会シンポジウム、二〇一八．
28 Egeland, B., Jacobvitz, D. & Sroufe, L. A.：Breaking the Cycle of abuse. Child Development, 59 (4); 1080-1088, 1988.

医療機関における子どもの虐待予防・対応——看護師

山本 光映
やまもと・みちえ●聖路加国際病院小児総合医療センター ナースマネジャー
小児看護専門看護師

医療機関の役割

看護師が子どもや保護者とかかわる場所は、病院やクリニック（開業医）をはじめとした医療機関のほか、保育所、学校など多岐にわたる。特に診療や健康診査・予防接種などの医療ニーズを満たすために、出生直後から多くの子どもが集まる医療機関の看護師は、福祉・保健機関がかかわる前から、子どもや保護者に接する機会を多くもつ。子育てに悩む保護者に出会うことや、虐待のリスクをかかえている子どもを早期に発見できる可能性があり、まずはそのことを認識する必要がある。

保護者は、子どもの育てにくさや初めての子育てに悩んでいても、近くに相談相手がいなかったり、さまざまなストレスや葛藤をかかえていても、周囲に助けを求められずに苦しんでいる場合が多い。

一方、子どもは心身ともに成長していく過程において、大人の保護を必要とする脆弱な存在であり、自らの意向や考えを表出できない年少児ほど、周囲の大人の影響を大きく受ける。そして、不当な対応を受けたとしても、子どもがそれを認知したり、自ら避けることは難しい。医療機関では、頭部外傷などの生命に危機が及ぶ可能性のある重度の虐待を発見することもある。よって、虐待あるいはそのことを自ら認識できていない子どもの思いを見逃さないよう、医学的根拠に基づく子どもの異常や要支援家族の早期発見に向けた組織的な体制整備が虐待対応のポイントとなる。

「気になる」子ども・保護者の早期発見が第一歩

チェックリストによるスクリーニング

医療機関では、最初に接する機会をもつことが多い看護師が、「気になる」子どもや保護者にまず気づくことが虐待予防の最初の一歩となる。きっかけは、子ども側・保護者側の要因、養育環境などさまざまであるが、かかわる医療者それぞれが同じ目線で気づくことが重要である。そのためには、チェックリスト（**次頁表1**）などの指標を活用することが有効である。チェックリストには、虐待の可能性を示唆する子どもや保護者の様子、医学的所見などの項目をまとめ、一つでも当てはま

表1　子ども虐待評価チェックリスト（確認できる事実および疑われる事項）

評価　3：強くあてはまる　2：あてはまる　1：ややあてはまる　0：あてはまらない

子どもの様子（安全の確認）	評価
不自然に子どもが保護者に密着している	
子どもが保護者を怖がっている	
子どもの緊張が高い	
体重・身長が著しく年齢相応でない	
年齢不相応な性的な興味関心・言動がある	
年齢不相応な行儀の良さなど過度のしつけの影響が見られる	
子どもに無表情・凍りついた凝視が見られる	
子どもと保護者の視線がほとんど合わない	
子どもの言動が乱暴	
総合的な医学的診断による所見	
保護者の様子	**評価**
子どもが受けた外傷や状況と保護者の説明につじつまが合わない	
調査に対して著しく拒否的である	
保護者が「死にたい」「殺したい」「心中したい」などと言う	
保護者が子どもの養育に関して拒否的	
保護者が子どもの養育に関して無関心	
泣いてもあやさない	
絶え間なく子どもを叱る・罵る	
保護者が虐待を認めない	
保護者が環境を改善するつもりがない	
保護者がアルコール・薬物依存症である	
保護者が精神的な問題で診断・治療を受けている	
保護者が医療的な援助に拒否的	
保護者が医療的な援助に無関心	
保護者に働く意思がない	
生活環境	**評価**
家庭内が著しく乱れている	
家庭内が著しく不衛生である	
不自然な転居歴がある	
家族・子どもの所在が分からなくなる	
過去に虐待歴がある	
家庭内の著しい不和・対立がある	
経済状態が著しく不安定	
子どもの状況をモニタリングする社会資源がない	

（出典：厚生労働省雇用均等・児童家庭局総務課：子ども虐待対応の手引き　平成25年8月 改正版, p.51, 2013.）

る項目がある場合には、虐待の可能性を考えて対応する。チェックリストでスクリーニングされた対象者は、診療録や電子カルテ上でマーキングを行い、どこの科に受診しても、誰が対応しても、気づくことができるようにする。なお、対象の子どものきょうだいも、同じ養育環境におかれていることから虐待のリスクは高く、状況を把握することが望ましい。

医療現場で気づくきっかけとして多い子ども側の要因は、言語などの発達の遅れ・ひどいおむつかぶれや異常な数のむし歯・落ち着きのなさ・表情が乏しいなどがある。また、身体的な所見は、体重増加不良・ハイハイなど移動獲得前の外傷や熱傷・繰り返す転落や外傷・保護者の説明と一致しない骨折・新旧混在するあざなどの損傷などが挙げられる。一方、保護者側の要因は、発症から受診までの時間の長さ・けがの説明にみられる曖昧さや矛盾・子どもへの執拗な叱責や拒否的な言動・治療の中断などがある。

早期発見のための看護師によるアセスメント

看護師は、診察室の中だけでなく、身体計測や問診時、子どもと保護者が診察を待っている間など、子ども自身の様子や保護者とのやり取りを見る機会を多くもっている。もし、気になる子どもや保護者がいる場合には、診察前に問診で状況を確認したり、日常を垣間見ることができる待ち合いでの様子などをより注意深く観察する。そして、虐待の可能性や支援の必要性を判断し、適宜診察前に医師に情報を伝え、対応を検討しておく。

また、子どもが外傷などにより医療機関を受診する際は、救急外来・整形外科など複数の診療科がかかわることになる。毎回受診する診療科が異なったり、通常子どもを診る機会が少ない診療科を受診したりする場合は、虐待に気づきにくいこともある。そのため、子どもが受診しうる各科に対して、チェックリストを活用するよう周知したり、虐待が疑われる場合には小児科へすぐに相談できるシステムを構築しておく。

虐待が疑われる場合の対応

看護師が特に配慮すべき点

医療現場において虐待を疑う場合には、まず子どもと保護者をできるだけ分離したうえで、それぞれから話を聞き、子どもの全身状態を観察することが望ましい。それは、保護者が目の前にいると、子どもが威圧されたり、遠慮して話さない可能性があるからである。また、子どもを引き離すと保護者が警戒する場合もあるため、医師が保護者に病歴などを聴取している間に、看護師が計測などを理由に子どもを別室に移動させるといったことも必要である。子どもに接する際には、羞恥心に配慮しながら子どもの全身状態を観察したり、子どもの認知度に合わせて、けがの場合は何が原因なのか、家での様子などを聞きながら、子どもの表情や言動を注意深く観察する。そして、これらの観察事項、子どもや保護者の発言を記録に残す。記録する際は、発言は省略せず、逐語的に（分かりやすい言葉や専門用語に置き換えず発言通りに）、態度などは客観的に記すことが有益である（「そわそわしている」ではなく「視線を絶えず動かしていた」等）。さらに、身体的損傷があった場合には、子どもに説明・配慮したうえで記録として写真を残す。

ＣＰＴ（Child Protection Team：病院内子ども虐待対応組織）の機能と役割

乳幼児期の頭部外傷や熱傷、受傷機転が曖昧な骨折、性的虐待が強く疑われる場合など、重症度の高い虐待の場合は、たとえ通院可能な程度であっても、子どもの安全を考え、虐待者から子どもを護る目的で入院を検討する。一般に子どもにかかわる場合、その保護者にも常に接していることが多く、「まさかあの親が……」と虐待の疑いをもつのをためらうことも少なくない。そして医療機関においてもこのような躊躇があることが例外ではない。

そのため、組織的に子どもの安全をより確実に担保し、支援につなげていくための仕組みとしてＣＰＴの構築が推奨されており、通告の必要性も含め、その後の対応についてＣＰＴ内で協議する。子どもは、保護者から危害を加えられることがわかっているような危機的な状況においても、保護者との分離を望むことは少ない。しかし、子どもにとっての安全を最優先課題として、ＣＰＴ内で対応を検討したうえで、児童相談所等に相談・通告を行う。

ＣＰＴ内での看護師の役割は、子どもや保護者とかかわる中で得た情報をもとに、子どもや保護者、養育環境について的確なアセスメントを行うことである。子どもの外見や言動・保護者から聴取した普段の様子などから子どもの発達段階・心理状態・危険予知能力を、子どもと保護者のかかわりの様子から愛着形成や保護者の育児能力などを判断する。さらに、保護者からは育児のサポート状況や日頃感じている不安や困りごとなどについて聞き取り、保護者の都合や思いを優先して子どもに接していないか、子どもが置かれている環境が育児環境として適切かどうかを総合的に判断する。そして、子どもにとって安全な環境でないととらえる要因が一つでもあった場合には、その判断を躊躇せずに発信する。

虐待発見時の子どもと保護者への対応

医療機関から通告した場合や児童相談所から医療機関に保護を依頼された場合、子どもと保護者への対応は、児童相談所の指示に従うことになるが、その対応が決まるまでは児童相談所内でさまざまな検討が行われるため、時間を要する。医療機関では、その間子どもが安心して安全に過ごせるように体制を整える。

被虐待の疑いがある子どもへの対応

被虐待の疑いがある子どもは、子どもの成長発達にとって必要不可欠な、食事や休息、清潔などの基本的な欲求が満たされていない場合が多い。そして「基本的信頼感」を獲得する乳幼児期に虐待を受けた子どもは、愛着形成に重大な影響を受け、対人関係において問題が生じる。暴力を受けた子どもは、暴力で問題を解決することを学習し、攻撃的・衝動的な行動を取ったり、刺激に敏感に反応して落ち着きのない行動を取るなど、集団生活に影響を与える。

そこで、看護師はまず遊びや日々のかかわりを通して、基本的な欲求を満たしながら、子どもが安心感を得られるようにする。子どもの中には、突然保護者と引き離され、理由もわからず保護される場合もある。たとえ虐待を受けていたとしても、子どもは保護者との分離に伴い、不安や寂しさを感じている。そのため、子どもにどのように説明するかを児童相談所の職員と確認・相談する必要がある。なぜ自分のところにだけ家族が来ないのか、言葉で表現できなくても、あるいはしなくても子どもは察知している。子どもが知りたいと思ったときに、知りたいと思う内容（入院の理由、期間、保護者と会えない理由など）に対して、かかわる大人が統一した説明ができるようにしておく。

また、子どもはかかえている寂しさを、物を落としたり、大声を出したり、否定的な態度を取ったりと、いろいろな形で発信する。そのようなときには、問題行動を正すのではなく、自分のことを「見てほしい」「気にしてほしい」というメッセージとして受け取り、子どもが何を訴えたいのか、耳を傾けることが重要である。信頼できる大人がいること、愛着を結ぶ関係の育て直しが必要であり、まず子どもの気持ちを受け止め、肯定し、ありのままに受け入れることから始める。無力感・絶望感により、メッセージを発することをあきらめている子どももいるが、その場合には、医療者側から、自分が気にしていること、心配していることを言葉にしてよいことを伝える。繰り返し虐待を受ける中で、その原因を「自分が悪い子だから」ととらえ、自分に対して肯定的な感情をもてないことは、自我の獲得にも多大なる影響を及ぼす。社会の中で自分を受け止めてくれる場所がある、助けを求められる場所があると、子どもが感じられることが大切である。

保護者への対応

保護者もケアの対象者であることを念頭においてかかわる。保護者自身も生活環境の中で苦しんでいたり、自ら虐待を受けて育った保護者の場合は、自身の子どもへの行為を虐待と認識していない可能性もある。保護者と接する際は、子どもを介することが多く、子どもが主体になりがちだが、気になる保護者と話すときには、子どもの目の前では、弱音を吐いたり、子育てがつらいと言えないこともあることを考慮して、子どもと離れた場所で話を聴くなどの配慮が必要である。

子どもが入院している場合、看護師は子どもの生活を二四時間通して見ており、子どもの様子から保護者がどのような場面で不安に思ったり、対応に苦慮しているのか、想定することができる。

保護者に対して話をする際は、看護師がかかわった中で、子どもの気になる様子、子どもへの対応で困ったことや難しかったことなどを伝え、家での様子や保護者がどう対応してきたのか、共感的な姿勢や労いの態度で話を聴く。その一方で、保護者の言動や態度から、子どもへの対応に困っているのか、それとも気に留めていないのか、保護者の対処方法や子どもをどうとらえているのかなどを見極め、そのうえで支援方法を検討する。

まず保護者を虐待ありきで考えるのではなく、子どもにとって何が必要で何が足りないのかという視点で、保護者と子どもへの対応を一緒に考えることが支援につながる。

関係機関との連携

気になる子どもや保護者に対して支援が必要と判断した場合は、市区町村の母子保健担当部署や家庭児童相談室に対して情報提供を行い、支援方法の検討を行う。また、必要に応じて、要保護児童対策地域協議会にも参加する。情報提供の際は、子どもや保護者と実際にかかわる中で看護師がとらえている子ども側の課題（子どもの行動特性からとらえた発達課題、およびそれが医学的要因あるいは養育環境に起因するものかのアセスメント）、保護者側の課題（子どもの発達課題に影響していると考えられる保護者の育児に関する価値観・育児能力・生活状況など、保護者視点での困りごとや対処方法）

を伝える。そして、子どもの権利が侵害されていないか、という視点で、子どもがその子らしく成長するにあたり適切ではないと思われる養育環境や保護者のかかわりを明確に提示する。そのうえで、子どもや保護者にかかわるそれぞれの職種が、何をゴールに、どのように働きかけていくのか、長期的な視点で、継続的な支援について具体的に話し合う。さらに、子どもや保護者の情報を定期的に交換し合い、支援が途切れていないかを確認する。連携を効果的に行うためには、それぞれの機関が互いにもっている機能や限界を理解し、補い合いながらネットワークを構築していくことが必要である。

*

子どもの虐待予防における看護師の最大の責務は、子どものサインや変化に敏感に気づき、子どもが置かれている環境を把握して、子どもの身に起こったことが子どもの安心や安全を阻害していないか、子どもにとって健全な育成を図るために最適な場所はどこか、子どもを擁護する立場で考えることである。子どもや保護者にかかわるすべての看護師が、子どもや保護者それぞれが発信するサインに気づく視点をもち、子育てに悩む保護者への働きかけを知ることは、虐待の予防や深刻化、さらには再発を防ぐ大きな力となる。

〈参考文献〉

・厚生労働省雇用均等・児童家庭局総務課：子ども虐待対応の手引き 平成二五年八月 改正版、五一頁、二〇一三.
・キャロル・ジェニー編、日本子ども虐待医学会：溝口史剛・白石裕子・小穴慎二監訳：子どもの虐待とネグレクト―診断・治療とそのエビデンス、九三頁、金剛出版、二〇一八.
・厚生労働省：医療機関ならびに行政機関のための病院内子ども虐待対応組織（CPT：Child Protection Team）構築・機能評価・連携ガイド～子ども虐待の医療的対応の核として機能するために～.（https://www.mhlw.go.jp/stf/shingi/2r98520000002kahn-att/2r98520000002kb4d.pdf〔二〇一九年一〇月一日確認〕）

母親を中心とした「ペアレンティング・サポート」——助産師

相川 祐里

あいかわ・ゆり●済生会横浜市東部病院こころのケアセンター心理室課長補佐

助産師として戸惑いや悩みからのスタート

筆者が都内の産科病棟で助産師として勤務し始めた当初は、医療者として母子の身体的な健康状態を護ることを最優先するのに精一杯であった。しかし、少しずつ経験を積んで周りのことが見え始めてくると、医療がかかわることができているのは妊娠中から産後一か月という限られた期間であり、その後子どもや家族が安心して生活を継続できるのか、疑問をもつようになった。入院中に「本当は産むはずじゃなかった」「自分ひとりで育てていける自信がない」といった直接の訴えもあれば、言葉にできない不安な気持ちを母親たちの表情やしぐさから感じ取るにつれ、退院後に育児を行っていくためには、自分たちが提供しているケアだけでは不十分ではないのかという焦りも大きくなっていった。そして、もっと助産師として自信をもったかかわりがしたいと強く思うようになり、こころのケアを学ぶため心理学の領域へ進んだ。そして現在、筆者は原点である助産師としての視点を常に持ち続けながら、臨床心理士として勤務している。

つらい体験から「ペアレンティング・サポート委員会」発足へ

筆者が勤務している済生会横浜市東部病院（以下、当院）は、病床数五六二床の地域中核病院である。恩賜財団として、経済的に困窮している患者を受け入れるという社会的役割を担っている。また閉鎖病棟四〇床を含む精神科病棟も併設する特性上、精神疾患合併妊婦や産後うつ病患者を地域から紹介されることも多い。そのため二〇〇七（平成一九）年の開院当初より、子ども・高齢者への虐待やＤＶ対応に特化した「患者の安全確保に対する対策委員会」を設置し、多職種連携のチーム対応を開始している。

そうした中、二〇〇九（平成二一）年に当院で産まれた子どもの虐待死亡事例が発生した。子どもが亡くなってしまうという結果をどうすれば防げたのか、筆者らは院内の多職種で話し合いを重ね、今後に向けて何が必要なのかを考え続けた。そして、援助をうまく求めることができない妊婦・親

表1　予防レベル別 子ども虐待への対応（済生会横浜市東部病院）

ペアレンティング・サポート委員会　2011年5月～

0次予防　安心・安全な子育て環境を整える
＝事例発生前からの院内・院外連携の整備・促進
1次予防　特定妊婦等、ハイリスク妊産婦への早期支援

↑

死亡事例の発生

↑

患者の安全確保に関する対策委員会　2007年3月30日～

2次予防　児童虐待事例の早期発見・早期支援
3次予防　被害児の治療、親・家族支援、他機関・地域行政との連携
4次予防　事例検討と、それに基づく予防対策の構想

がいること、出産後の入院期間中だけでは気持ちや状況を十分に把握するのが難しいことなどがわかってきた。これらの妊婦・親に対しては、入院中からではなく妊娠中の産科外来受診時からコミュニケーションを密にし、妊婦・親の思いを丁寧に聴いていくことで、日頃から悩みを打ち明けられるような関係づくりが重要であると、多職種間で共有できるようになった。

そこから医療領域でより積極的に取り組むべきとの機運が高まり、有志メンバーによる事例検討から開始した。そして二〇一一（平成二三）年五月からは、院内組織として設置許可を受けた「ペアレンティング・サポート委員会」を立ち上げ、妊娠期から子どもが生まれた後の妊婦および家族の生活を共にイメージしながら、新しい家族が安心した環境で生活できることを目的に委員会活動を始めた（**表1**）。

なぜ〝虐待防止〟委員会ではないのか

日本語の「虐待」という言葉はとても強い響きをもっている。その一語に集約されてしまうと、仮に一生懸命な子育ての結果、疲労などから意図せず不適切なかかわりになってしまったとしても、「虐待ハイリスク」としてマイナスのリスクばかり探すことに陥りかねない。筆者たちの活動は予防であり、母子や家族のもつ力、プラス要素を丁寧に集め、「親になること」を支えるのが目的である。そのため虐待防止ではなく、「ペアレンティング・サポート」とした。「言葉」を大切に扱うことは心理学領域での学びのひとつでもあるが、申し送りの際も「虐待リスクのある人」ではなく「サポートを必要とする人」とすれば、その人に対するスタッフの母子・家族への理解や気持ちが変わってくる。専門職として言葉のもつ影響力を意識し、メンバーが前向きに取り組めるチーム名や委員会名にすることは、とても重要だと考える。

「産後うつ」予防への支援

二〇一七（平成二九）年度より、産後うつ病の予防的観点から妊産婦健康診査事業（産後二週間健康診査）が始まり、診査項目にエジンバラ産後うつ質問票（Edinburgh Postnatal Depression Scale：

ＥＰＤＳ）が導入された[1]。当院では支援が必要な妊産婦のスクリーニングツールとして「育児支援チェックリスト」「赤ちゃんへの気持ち質問票（Mother-to-Infant Bonding Scale：ＭＩＢＳ）」を加えた３つの質問票を活用しており、対象者をより多面的に把握できるようにしている[2]。

産科外来で分娩予約を取ったすべての妊婦に対して初診時に「育児支援チェックリスト」を実施し、母子を取り巻くサポート状況および経済状況など、基本的な背景情報の把握を試みている。産後のＥＰＤＳおよびＭＩＢＳの活用とともに、それらの質問票を参考に、多職種での見守りが必要だと判断されたケースについては、月一回のペアレンティング・サポート委員会で院内各部署・各職種で共有すべき情報を確認し、必要に応じて妊娠中からの地域連携を検討・実施する。

病院でのメンタルケアの実際

顔の見える関係づくり

二〇一三（平成二五）年七月より病院主催で「地域連携会議」を年２回開催し、行政機関、地域クリニック、産後ケア事業を担う助産院の関係者・スタッフが集い、その時々の周産期メンタルヘルス関連のトピックスや支援の届きにくい事例の情報を共有するなど、顔の見える関係づくりに努めている。さらに同年十月より薬剤師の病棟常駐体制の整備を機に、精神科薬物服用中の妊婦、褥婦

図1　院内・院外多職種連携図（済生会横浜市東部病院・2017年～）

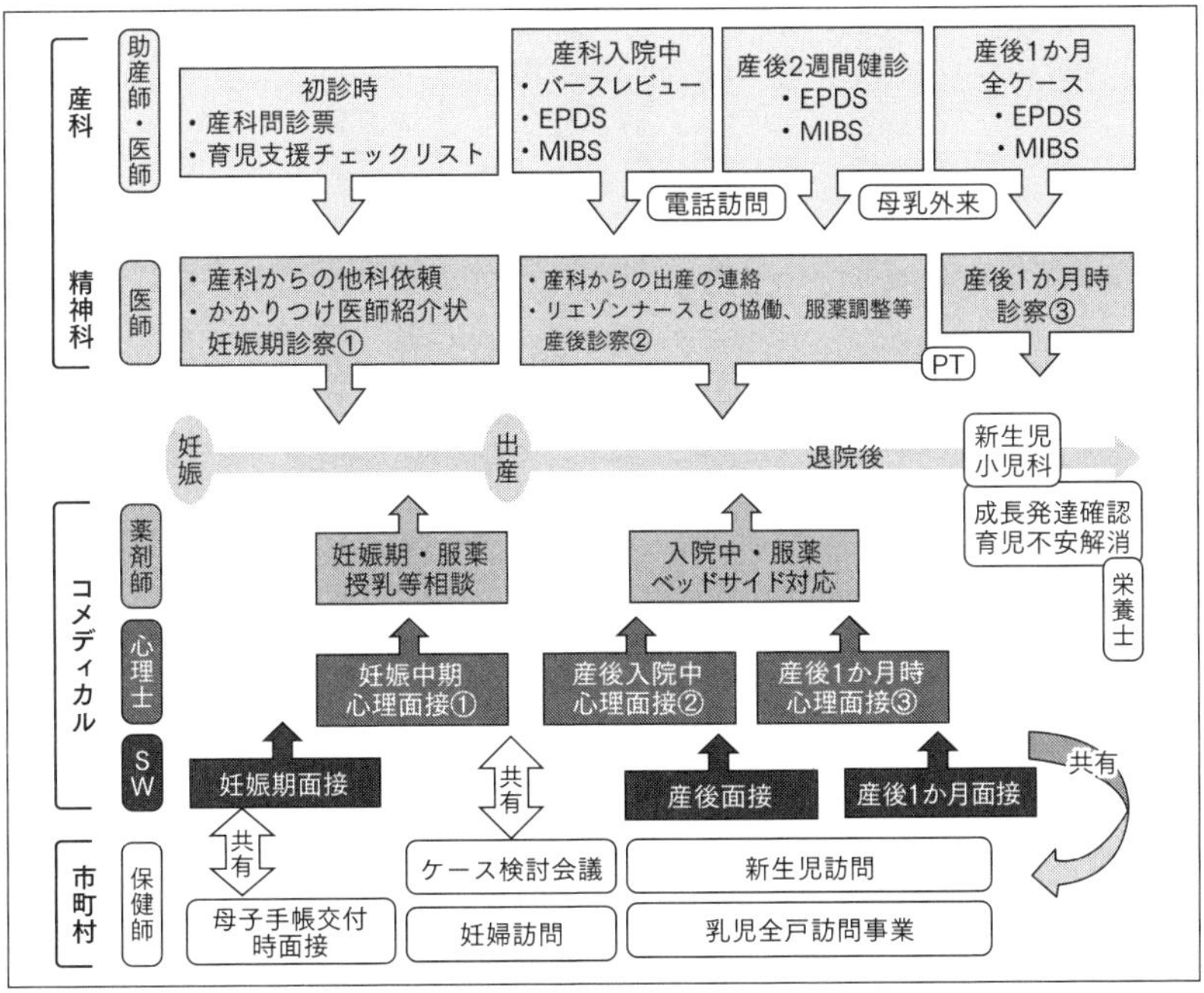

への薬剤師による個別相談対応を開始した[3]。また二〇一七（平成二九）年からは、他医療機関・クリニックの精神科・心療内科に通院しながら、当院での出産を希望する場合は、妊娠期間中に一度は当院精神科受診を勧めている（受診にはかかりつけ医の紹介状が必要）。妊産婦にとって出産前後の時期は、かかりつけ医への受診・相談が難しく、専門的対応が必要となったときに柔軟に対応できる状態で出産に臨めるように取り組んでいる（図1）。

地域での継続支援に向けて

支援の必要な妊婦が出産した後

は、産科病棟入院期間中、産後二週間（該当者のみ）・産後一か月健康診査時にEPDS、MIBSを使用し、その時点の心理状態をアセスメントしている。そして質問票結果を含めて、家族全体の育児力を多職種で総合的に検討し、引き続き支援が必要な場合は、地域と連携し見守りを継続している。

例えば体重増加不良が危惧されるケースに対しては、助産師が問診からアセスメントし、母親自身の栄養状態を整える必要性などについて、より専門的な立場から栄養士と連携し、栄養士は両親と面接して状況に応じた栄養指導（具体的な食事内容や哺乳のアドバイス等）を行う。退院後は地域の保健師に連絡して連携を図り、また飲ませ方や抱っこの仕方などに工夫が必要な児へは理学療法士（PT）がかかわる。母親が自身のメンタルケアの外来受診に消極的な場合には、子どもへのかかわり方を共に考える目的で来院を促したり、地域と連携して継続した支援を行う。

助産師と臨床心理士の連携

ペアレンティング・サポートの実際——服薬の必要な精神科事例

Aさん、二〇代前半、経産婦。第二子妊娠を機に当院へ。思春期よりうつ病があり他の精神科通院中。本人の希望もあり、抗うつ剤の服薬を妊娠中は控えてきた。当院ではペアレンティング・サポート委員会で対応するケースとし、多職種での見守りを開始した。精神科受診、心理面接、ソーシャルワーカーを通じて地域の保健師へ情報提供が行われている。

Aさんは EPDS 五点、MIBS 二点であったが、担当助産師は日頃のAさんの様子や言動から質問票では把握しきれない不安や悩みをかかえているのかもしれないと思い、産科病棟担当の臨床心理士である筆者が依頼を受け、面接を行った。

筆　者：Aさんはお二人目のご出産でしたね、今回はいかがでしたか？
Aさん：…まあ…疲れました。上の子のときも疲れましたけど、今回はもっと大変だったかな。
筆　者：上のお子さんのときよりもっと大変で、疲れたなって感じが続いているんですね。
Aさん：…はい、…でも大丈夫です。
筆　者：…話をするのも少し辛そうなご様子ですね、今は抗うつ薬は飲まずに過ごされている…
Aさん：そう、そうなんです。それでつらいんです。こんなことじゃ母親失格なのに、何もやる気が起きなくて。でも薬を飲んだら飲んだで、子どもに影響があるんじゃないかと心配が大きくなったり、逆に具合が悪くなるのではと思ったり、なかなか決められません。
筆　者：本当は（精神科の）薬を再開したいぐらいつらいけれど、赤ちゃんへの影響を心配して我

慢しているんですね。そういうことは、誰かご家族に相談することはできていますか？

Aさん：夫は元々私が薬飲むのには反対していて、夫の前では飲まないようにしていました。受診していることも、あまり言えていない。だから相談もしていません。

筆　者：誰にも相談できず心細かったですね。よかったら医師にどう相談して、それをご家族にどう伝えるかなど、一緒に考えませんか？

Aさん：そうですね、そうできると安心かな。

その後も面接を継続するなかで、Aさん自身から「薬についての説明を一人で聴いて、それから夫に説明するのは大変。夫にも診察に付き添ってもらって、一緒に考えます」との発言が出てきた。そして産科退院後にはかかりつけの精神科を夫婦揃って受診し、担当医師より納得いくまで説明を受けた上で、必要な服薬を最低限の量から再開することになった。このことをきっかけに、夫にも気持ちを打ち明けやすくなったと話した。そして産後一か月健康診査時には、「自分の中でもやもやしていた気持ちを口に出して他人に話すことで、何が心配なのか改めて気づくことができました」と笑顔で語るまでになった。

対象者の心身の状態を十分に理解して向き合う

Aさんのように、精神疾患を合併している妊産婦は、抑うつ気分が強くなり、質問票の内容をすぐに理解できない、あるいは質問を読んで回答すること自体がおっくうになっているとも考えられる。また自分の言葉で大変さを訴えることが苦手であったり、慣れていなかったり、また本当は大丈夫ではないのに「大丈夫」と答えてしまう場合もある。そのためAさんの担当助産師が気づいたように、本人が表出できない心配や不安を表情や態度から察することが重要である。そして出産という大きなライフイベントの中で、専門職から自分を気遣い大切にされたという体験をきっかけに、その後その人が周囲に助けを求めやすくなる場合がある。

いのちを守ることを最優先に〝孤育て〟を防ぐ

当院における周産期メンタルヘルス活動は、痛ましいケースへの反省から始まった。産科で何かできることはなかったのか、そしてこれから何をすべきなのかという話し合いを続ける中、徐々に親となる人たちのメンタルケアの重要性に気づく仲間を増やしながら関係性を深め、円滑な院内・院外連携が行えるように少しずつ環境を整えてきた。しかしチームメンバーの入れ替わりは多く、国や行政の施策等の変化に対応しつつ、常に同じ志のもとで今後いかにシステムを維持していくかが課題である。

医療者の目の前にいる母子や家族は、退院後には地域の中で孤立し、余裕のない家族関係の中で〝孤育て〟を余儀なくされているかもしれない。そこから子どもへの虐待、あるいは母親の自殺などといった最悪の結果に至る場合もある。このことを常に肝に銘じ、そうならないために、前述の「地域連携会議」のような場を定期的に主催し、具体的な事例検討を重ね、お互いの困りごとを共有することが重要である。

出産から退院までの期間はとても短く、また多忙を極める臨床場面では、じっくり話を聴く時間や場所を改めてつくることが難しいかもしれないが、妊娠中から、そして日々のケアの中でより意識して相手の言葉に耳を傾け、その後の生活を想像しながら共感する時間を取り入れる。それは母親にとって、専門職から大切にされたという記憶として残り、今後の子育てにおいて大きな力になるだろう。子どもとその家族のいのちを守ることを最優先に、専門職としての知識と技術を提供しつつ、日々出会う女性がこれまでどう生活し、子どもが産まれたらどう生きていくのか、相手の立場で考えていくという想像力をもったケアが、助産師にますます求められているのではないだろうか。

〈引用文献〉

1　厚生労働省：産婦健康診査事業の実施に当たっての留意事項について、厚生労働省通知 雇児母発〇三三一第一号、二〇一七．
2　吉田敬子、山下洋、鈴宮寛子監修：妊娠中から始めるメンタルヘルスケア――多職種で使う三つの質問票、三三頁、日本評論社、二〇一七．
3　川口寿子、南雲まい、影山名織、齋藤謙治、菅野浩：精神疾患合併妊婦・授乳婦における薬物療法に対する薬剤師の取り組み、精神科治療学、三二（六）、七五五–七五九、二〇一七．

子どもを護り、子育てを支える仲間づくり・地域づくり――保健師

廣末　ゆか

ひろすえ・ゆか●高知県中芸広域連合地域包括支援センター長

増え続ける〝子育て・子育ち〟に悩む親たち

日本の乳児死亡率や妊産婦死亡率はきわめて低い数値で推移しているが、世界水準並みに顕著な改善がみられるようになったのは、一九六五（昭和四〇）年の母子保健法の制定以降と言われる。その後、今日に至る経済・社会構造の変化に伴い、〝子育て・子育ち〟をめぐる社会環境も大きく移り変わり、さまざまな不安や悩みをかかえる親たちが増え続けている。

少子化や社会情勢の変化とともに、以前は地域の中に当たり前にあった子育て行動の経験機会も少なく、また成長発達段階で体得すべき生活体験も乏しくなっていることが実際に出会った母親た

ちからうかがえる。二〇〇一（平成一三）年から開始された「健やか親子21」では、親子の心の問題、思春期における健康の問題の拡大等について指摘されており、〝子育ち〟や〝親育ち〟を地域社会で育み合う仕組みがますます求められている。

活動地域の子育ての現状

人口減少が顕著な一方で相談件数は増加

筆者は中山間地域の五町村で構成する「中芸広域連合」（以下、当自治体）の保健師として活動している。当自治体は二〇一八（平成三〇）年現在、人口約一万一千人、年間出生数五〇人程度、高齢化率は四三％を超え、人口減少が顕著な過疎高齢化地域である。

改めて子どもの状況（**次頁図1**）に着目すると、人口が減っている一方で、虐待を含む相談件数の推移から養育困難な家庭は逆に増えているといえる。相談内容として、何らかの虐待を受けて育った母親たちの中には〝いつも傍に居てくれる〟理想の母親になろうと子どもの傍に居ながら、実はスマートフォンを片手にＳＮＳに夢中になり、放置された子どもが結果的に自傷行為に至ったなどの事例のほか、子どもが泣いた時に混乱してどうしたらいいかわからないといったことまで、保健師にさまざまなＳＯＳの相談がある。

図1　高知県における子ども人口と養護相談受付件数の推移

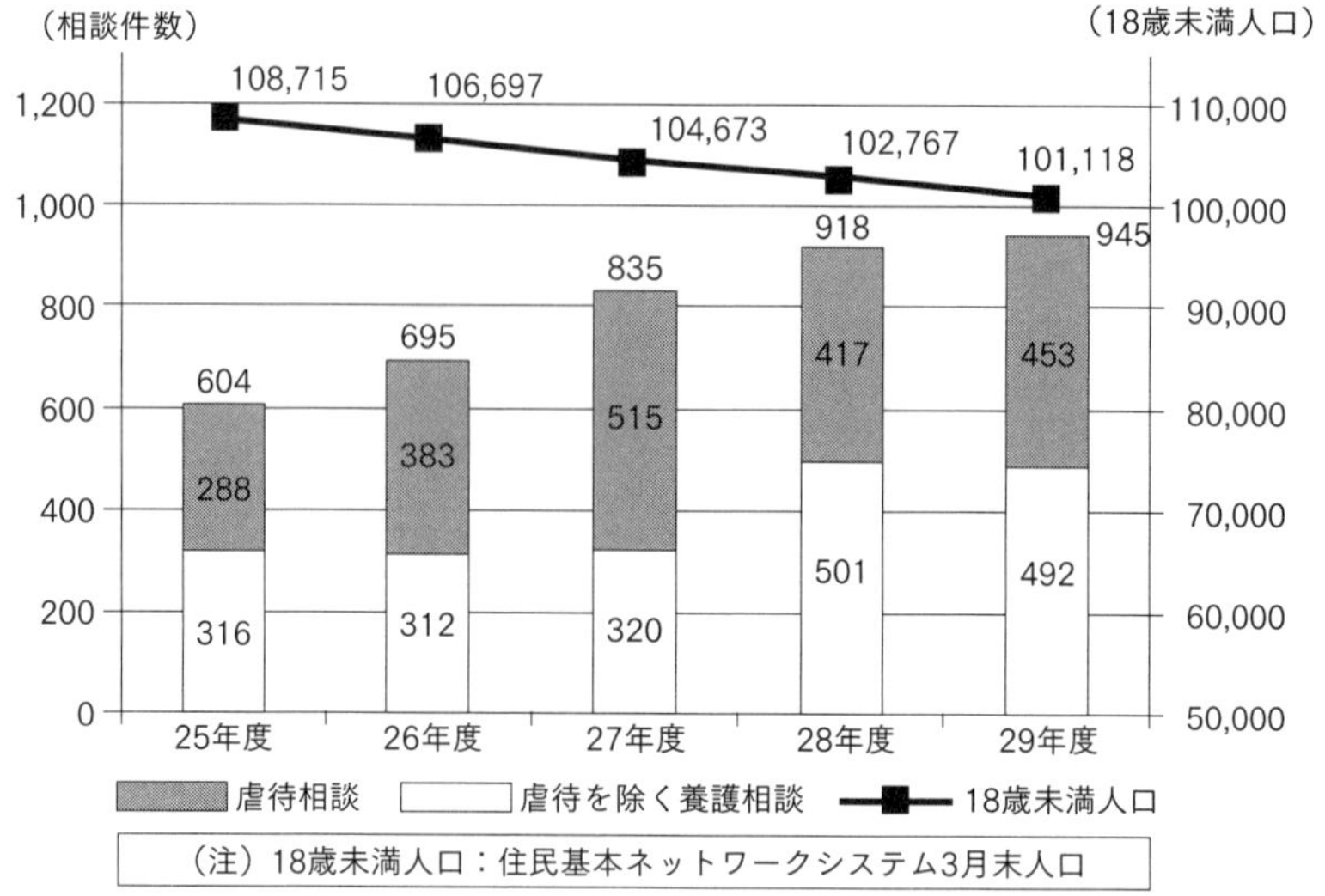

(出典：高知県地域福祉部児童家庭課：児童相談所が受付けた児童相談の状況等（平成29年度分), p.4, 2018.)

支援を通して親たちが次第に変化

実際に虐待に至らないまでも、〝気になる子ども〟の存在は増えてきている。当自治体の場合、就学前の乳幼児健康診査等では発達が標準域に達しない子どもが四割近くいた。すべてが医療相談対象の子どもたちとは限らないが、保育所などからの聞き取りによると、親の養育問題を第一に挙げ、ほとんどが日常生活で言葉や運動などの発達段階に応じたかかわり方が弱い環境下にあり、子どもの生活リズムが考慮されず、大人の生活時間で過ごしていることなども一因と考えられる。

二〇一三(平成二五)年度に実施した二

表1 “中芸のママたち”の子育ての現状

（中芸広域連合 平成25年度聞き取り調査より）

産前産後のイメージが違うと感じる 70%

- ●想像よりしんどい（46%）
- ●赤ちゃんは寝ていると思っていた（10%）
- ●空腹時しか泣かないと思っていた（4%）

	1歳未満児	1歳以上2歳未満の未就園児
困りごと	「ある」68.1% ①母親自身のこと ・自分の時間が欲しい ・育児や家事の負担 ②子どもへの対応 ・接し方がわからない	「ある」91.5% ①子どもの成長に伴い言うことをきかずイライラしてしまう ②母親自身のこと ・自分の時間が欲しい ・育児や家事の負担
発達への心配	「ある」17.4% ・育ち ・身体機能	「ある」44.1% ・心理社会的発達 ・身体機能の発達 ・育ち

歳未満児をもつ母親へのアンケート結果（**表1**）からも発達に応じた養育の仕方や対応に苦慮していることがわかってきた。

乳児健康診査時、離乳食の栄養指導をしても、調理経験も少ない親にとっては、栄養士が指導している内容の意味自体が把握できていないように感じることも多くなった。また離乳食を与える際に、母親が子どもに声をかけなくなっていることに気づく。そこで栄養士や保健師がモデルとなって、「あ〜んしようねえ」「美味しいねえ」など声をかけながら、子どもに目線を合わせてコミュニケーションをとると子どもが嬉しそうに反応する。これを見て母親たちは子どものコミュニケーションの方法を学び、回を重ねるごとにそのような風景が増えて、教室に活気がでてくると、母親たちの参加が定着してきた。

情報共有から施策化・事業化へ

子育てを支える地域の環境づくりが急務

当自治体内すべての子どもの発達を保障していくために、各町村の教育長、各小学校長、各保育所・幼稚園等代表や各担当課長、障がい児相談支援事業所等で、二〇一一（平成二三）年度末より、検討委員会を設置し、データや事例を示しながら、二〇一六（平成二八）年度まで検討した。この間、県教育委員会家庭教育支援担当課にも協力を得て、課題の整理を行った。この委員会は、制度で定められている障がい者自立支援協議会の子ども支援部会（専門部会）に位置づけ、障がいの有無にかかわらず、すべての子どもの発達を保障できる仕組みづくりについて検討していった。

その結果、子どもの発達が以前より緩やかな現状や不適切な養育によって及ぼされる影響など、親も子どもも発達を促す体験や学びの環境が地域に必要であることを喫緊の課題として確認した。

親（大人）も子も「体験不足」からくる子育ての困りごと、そして、〝子育ては親がするもの〟〝親がして当然〟という目に見えない慣習的なこととして、多くの母親に精神的な負担がのしかかっていると推察される。

子育ての只中にいる親にとって、「どう接していいかわからない」という〝しんどさ〟や葛藤に対して、「地域で子育てのできる環境づくり」の必要性を再認識するとともに、伴走型の支援や共感できる仲間づくり・地域づくりが急務であると考え、二〇一七（平成二九）年度より「遊分舎（あそぶんじゃ）」を始めることとなった。

「遊分舎（あそぶんじゃ）」の開設

共に体験・創造する子育て支援の拠点として

「遊分舎」では、共に体験していく場から、親や子どものもっている力をエンパワメントし、セルフケア能力を高めていく活動を共に創り出していくことをイメージし、まず「場」と「人」の環境づくりから行った。

地域において、これまで、障がい児相談支援事業所や子育てグループの活動を行った経験のある人たちと青写真を描きつつ、「場」を「空き家」に設定し、「人」は家庭教育支援から学んだ非専門職の子育て経験者を「サポーター」として位置づけ、二〇一七（平成二九）年度からスタートした。乳児期からさまざまな体験や経験を重ねることで、基本的な生活習慣を習得できるように、「遊分舎」を子育て支援の拠点として活用していくこととした。

〝先輩ママ〟たちとの連携・協働

当自治体が「サポーター」として臨時雇用した子育て経験のある〝先輩ママ〟が「遊分舎」に常駐し、これまでの自らの子育て経験を活かして運営のプログラムなどを保健師や栄養士等と協議しながら提案・決定していく。運営自体は緩やかなもので、いつ来てもいい「ふらっとひろば」や「ママのきもち　おしゃべり会」など、保健師、栄養士、作業療法士の専門職も訪問して、気軽に相談できる場づくりなどが盛り込まれている。

このほか、運営スタッフとして、当自治体の子育て教室などの講師（演劇関係者）からの助言とともに、遊びの組み立ての指導や評価も受けている。

こうして、親が主体性をもって参加でき、気軽に寄り添う伴走型の相談の場、安心・安全の場、体験（学び）や気づきの場などの基盤が形成されていった。

〝先輩ママ〟の役割は、出会う親たちに寄り添うことを基本に、一緒に子どもにかかわることで、対象の母親はその行動と子どもの反応を直接みることによって、自身の気づきにつながっている。ある母親は「子どもに禁止ばかりしていましたね」「本当は子どもが苦手なのですが、ここにくると子どもがとても良い表情をするので、私も変わらなくちゃ…」などと自身の気づきを〝先輩ママ〟に語っていた。母親にとっても、子育ての学び体験の場となっており、親同士の関係性ができてくることで、悩みや弱みを語り、「これいいんだ」と自己を確認し、互いに認め合える関係となってきている。

地域の高齢者も参加

二年目に入り、自主的な子育てサークル「くるりくら」も誕生し、親たちの地域で行いたい活動にもつながってきた。活動が地域に広まると、高齢者が手作りの木のおもちゃを届けてくれたり、郷土料理や布草履の制作、おもちゃの病院など、得意技をもつ高齢者が先生になり、世代間交流の場にもなってきた。また、小学生から乳児まで異年齢の自発的な遊びが生まれたり、元庭師だった高齢者が庭木の手入れに訪れたりなど、地域の日常が描かれはじめてきた。まさに「地域で子育て」が展開され始めたのである。

「生きるための心の教育(性教育)」の普及

「地域で子育て」のもう一つの柱――「生きるための力」を育む

二〇一二(平成二四)年度より、保健師たちの人材育成として「地区診断」に関する研修会を近隣市町村九カ町村合同で実施してきた。どの市町村も母子保健活動における実践を振り返り、困難点や疑問点を共有し、健康課題の気づきから解決策を立案してきた結果、共通の子育てや子どもの発達の課題が確認された。

その結果、母子保健・親子保健は、親と子どもの発達や人格形成にかかわり、その意味では「生きるための力」を育むという、人として根源的で大きな命題があることが共有された。

そこから「地域で子育て」のもう一つの柱として始動したのが、乳幼児期からの「生きるための心の教育（性教育）」であり、保健活動として既存の事業に取り入れていくこととなった。学童期・思春期は学校と連携を取りながら協議し、学習指導要領に沿って、子どもの発達段階に応じた切れ目のない「生きるための力」を育む支援への取り組みが始まったばかりである。

地域全体でのネットワークづくりが課題

子どもからみると、乳幼児期から始まり、学童・思春期、そして成年期、妊娠期へと発達段階に応じて必要とされる切れ目ない支援を体系化するとき、地域保健機関だけでなく、あらゆるところで医療機関や教育機関もかかわってくる。親側も同様である。いずれの機関もその人の「生きる力」や「発達」にかかわる役割責任があるとするならば、子ども虐待予防にかかわるとき、子どもたちがその子らしさを力として発揮できる環境づくりを進める手立てを講じなければならない。そのために、組織や機関を超えたネットワークが必要であり、各組織・機関がお互いの強みを活かして役割を果たせるような仕組みを、着実に構築していかなければならないと考えている（**図2**）。

図2　生きる力を育むためにできること

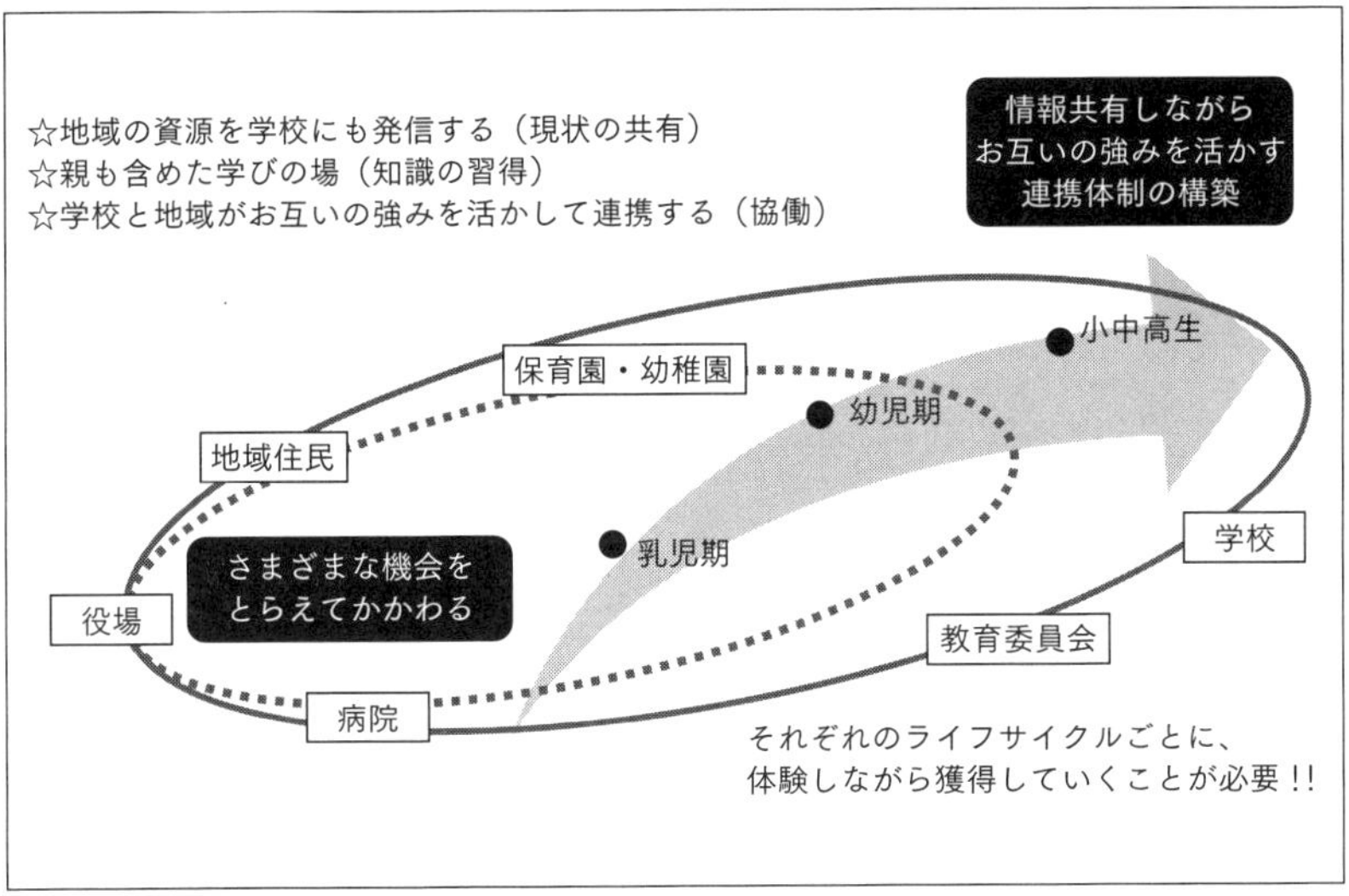

〈参考文献〉

・高知県地域福祉部児童家庭課：児童相談所が受付けた児童相談の状況等（平成二九年度分）、二〇一八．
・高知県教育委員会事務局：第二期高知県教育振興基本計画（改訂版）平成二九年三月、二〇一七．
・厚生労働省：「健やか親子二一（第二次）」について検討会報告書（概要）、二〇一四．

子どもの虐待とネグレクトの本質を知る——精神科医

わしやま・たくお●とよたまこころの診療所長・社会福祉法人子どもの虐待防止センター評議員

鷲山 拓男

はじめに

私は「子どもの虐待の真犯人は誰だろうか」と目を凝らして見た。
そして、私はそれが自分自身であることを発見した。
——エドワード・ジグラー

ベルギーの医師マーネフィー(Marneffe, C.)が子ども虐待の教科書的論文集〃虐待された子ども〃の第五版に寄せた虐待予防の論文[1]は、米国の心理学者ジグラー(Zigler, E.)のこの一節で始まる。ジグラーの小論「虐待を取り締まるアメリカ——努力は失敗する運命にある」[2]からの引用である。他の悪事であれば当人にはどうにもならない社会の側の要因を見出すはずの人が「虐待」では親の行動をしばしば絶対悪とみなし、親もまた犠牲者であるという見方ができなくなる。この「否認」の背景に、虐待という問題が人々に引き起こす強い「嫌悪」があるとジグラーは指摘している。私たちは、他の問題であればすぐにも気づくはずの疾病や障害や生活環境の影響を、「虐待する親」については見のがしがちである。「虐待とは虐待する親の問題であるから親を取り締まればよい」ことにしたくなる。子どもたちに必要な、多くの家族が切望している援助を提供せず、見おろすように傍観する。虐待問題の社会的側面をとらえることを怠ってきた援助職は自らの責任を自問自答すべきであるとジグラーは自戒をこめて表現したのである。

ジグラーは、世代間連鎖についてのカウフマン(Kaufman, J.)との共著論文[3]で、「虐待された子どもは親になって子どもを虐待する」という宿命論をきびしく批判した。子ども時代の被虐待歴は、親が次世代で子どもを虐待するリスクが一般人口の五倍にものぼる重大なリスク因子である(これを虐待の世代間伝達といい、結果として世代を超えて虐待が生じることを世代間連鎖という)。しかし、次世代への虐待が生じるのは約三人に一人であり、過半数ですらない。エグランド(Egeland, B.)らが行った長期予後研究[4]は、被虐待歴のある人が世代間連鎖を断ち子どもを安全に養育できるようになる因子として、①虐待的でない大人からの情緒的なサポートを子ども時代にうけとることができた体験、②時期や種類を問わず一年以上の期間の治療、③安定した情緒的に支えになる配偶者、を挙げている。地域社会のなかで他者から尊重され、守られる体験が次世代の子ども虐待を予防する。

「被虐待歴が虐待を引きおこす」のではない
「被虐待歴のある人に周囲の地域社会が必要な支援を怠ったとき
次世代への虐待が引きおこされる」のである

被虐待歴と解離、地域保健

被虐待環境下の子どもには、耐え難い出来事を記憶にとどめまいとして「解離（dissociation）」という現象が生じる。被虐待場面の記憶を切り離し、なかったこととして、親からの期待に応えるべく、より一層の服従で適応しようとする。被虐待が繰り返されると、解離性健忘や自己同一性の障害などが生じてくる。これらは、被虐待環境を子どもが生きのびるための自己防衛として役立つが、思春期以降に家族の外に社会生活を広げていくには障害となる。しばしば周囲から嘘つきよばわりされ、安定的な対人関係を形成できずに孤立し、自立した大人としての社会適応の困難をもたらす。

周囲の地域社会の誰かが事情を理解し、共感と情緒的な支えを提供して心理的成長を手助けしてくれるかどうかで、被虐待環境下で育った子どもや若者の予後は変わる。世代間連鎖を断つための援助とは物質的、経済的、心理的、社会的などさまざまであり、必要な場合に治療を提供することも含まれる。援助の必要な親と子どもに寄り添い、支援につなげていく地域保健活動が大切となる。

米国では一九八〇年代に地域母子保健が衰退してしまった[5]。解離性障害を精神科医療が扱えるようになるのは一九九〇年頃からであった。子ども虐待へのわが国の取り組みは米国に約三〇〜三五年遅れで辿っている。地域母子保健の虐待予防活動を守り発展させることができるか否か、わが国のまさに、いまの課題である。精神科医療が虐待予防において果たすべき役割もまた、いまとこれからの課題である。

虐待を予防する地域社会

米国の発達心理学者のジグラーの視線はおもに子どもへの援助に向けられているが、冒頭の一節を引用したマーネフィーの視線は虐待を予防するための家族全体への援助と、親との援助関係形成に向けられている。マーネフィーは、虐待を取り締まるのではなく支援によって予防する地域社会づくりの取り組みを詳述している。養育能力にリスクをかかえる親たちが信頼に価すると実感できる援助関係を形成し、孤立を解き育児負担を軽減する援助を行うことが、子どもの安全な発育を守り、次世代への虐待をも予防する。通告義務制度にもとづく虐待対応に軸足を置く米国型(米国および欧州以外の英語圏の国々および韓国など)と異なり、欧州大陸の多くの国では医療職などによる予防的支援が重視されている。英国は一九八〇年代には米国と同様の取り締まり重視であったが、一九八九年児童法の制定以後は予防的支援重視に政策転換がなされた。わが国は、米国型、欧州大陸型どちらへ進むのかが、いま問われている。

昨今のわが国のように虐待死亡事例の報道を機に世論が虐待の取り締まり強化を求めることは米国でも繰り返し生じてきた。小児科医バーグマン(Bergman, A.B.)は、メディアに登場する「加害者を指さして非難する意見」が児童福祉政策を左右する米国の状況を批判している[6]。援助の必要な親たちを「加害者」として非難し、「問題のある親」として監視し、正しい子育てができるように指導によって矯正しようとすることは、親たちをさらなる孤立と窮地に追い込み、虐待を一層誘発する結果となりかねない。マーネフィーは、子ども虐待は「悪いあるいは病的な親」の問題に単純化することなどできないとし、家族を変えようとするよりもむしろ、一般の人々の考え方を変える必要があると強調している。虐待を予防するには、援助の必要な子どもや長じて対人関係の困難に苦しむ若者たち、親になろうとする人たち、妊産婦や子育て世帯の親たちを地域社会が支援することが大切である。保健師、助産師などの母子保健領域の看護職はその最前線にいる。

虐待の背景にある諸問題と母性神話

近年の論文集〝子ども虐待ハンドブック〟[7]は「虐待が生じる背景」の章で、世代間伝達、貧困、人種差、子どもの障害、配偶者間暴力の五つを挙げている。貧困も、子どもの障害をかかえた親も、配偶者間暴力も、周囲の支援がなければ親自身の努力だけではどうにもならず、地域社会の役割が問われる。人種差もまた米国における社会的問題の反映であるが、わが国の子ども虐待には背景にもう一つの重要な社会的因子がある。

「母親なのだから一人で子育てができるはずだ」「母親なのだから努力するのが当然だ」というわが国に特有の「母性神話」である。育児の責任を母親に押しつける社会状況は高度成長期頃から生じ、母親たちを孤立した子育て環境へと追い込んできた。子育ては必ず母親の手によって行われなければならないという「母性神話」は、養育能力にリスクをかかえる母親に危険な孤立した子育てを余儀なくさせる。

「ネグレクト」というとき、ネグレクトしているのは母親であると暗黙の内に私たちは想定していないだろうか。子どもにとって安全な環境に母親が子どもを置いていくことはネグレクトではない。親たちの養育能力が低かったとしても、地域社会が適切な支援を行っていれば子どもにとってネグレクト環境ではない。

ネグレクトの本質とは「社会によるネグレクト」である

ネグレクトを「母親によるネグレクト」ととらえる時点で私たちは無意識にすでに、育児の責任を母親に押しつけている。

「虐待」とは地域社会の問題である

生物学者の長谷川[8]が述べているように、ヒトは他の哺乳類や鳥類と異なり両親以外の多くの個体が子育てにかかわる「共同繁殖」の動物である。子育ての責任主体は地域社会である。疾病や障害や生活歴などさまざまな問題により自分の子どもを養育する能力が低い親たちは今も、将来も必ずいる。健康な親であってもその養育能力はそれぞれである。子育ての責任をすべて親たちに帰するような発想からは、子ども虐待の予防は実現しない。

「虐待とは、虐待する親の問題である」という認識から、「虐待とは、養育能力の低い親と子どもを孤立に追い込む地域社会（共同繁殖者）の問題である」という認識への転換が必要である。親になるとは親と子どもが地域社会の一員として支えられていくことであり、そのような地域社会づくりを地域保健活動が実践していくことが求められている。

〈引用文献〉

1 Marneffe, C.：Alternative forms of intervention. In Helfer, M.E., Kempe, R.S. & Krugman, R. D. (eds.) The Battered Child, Fifth edition, pp.500-520, The University of Chicago Press, Chicago and London, 1997.（坂井聖二監訳：虐待された子ども——ザ・バタード・チャイルド、九三六－九七二頁、明石書店、二〇〇三）

2 Zigler, E.：Controlling child abuse in America—an effort doomed to failure. In Gil, D. G. (ed.) Child Abuse and Violence, pp.37-48, AMS Press, New York, 1979.

3 Kaufman, J. & Zigler, E.：Do abused children become abusive parents? American Journal of Orthopsychiatry, 57 (2)；186-192, 1987.

4 Egeland, B., Jacobvitz, D. & Sroufe, L.A.：Breaking the cycle of abuse. Child Development, 59 (4)；1080-1088, 1988.

5 Krugman, R.D.：Child protection policy. In Helfer, M.E., Kempe, R.S. & Krugman, R.D. (eds.) The Battered Child, Fifth edition, pp.627-641, The University of Chicago Press, Chicago and London, 1997.（坂井聖二監訳：虐待された子ども——ザ・バタード・チャイルド、一一六〇－一一八二頁、明石書店、二〇〇三）

6 Bergman, A.B.：Child protective services has outlived its usefulness. Archives of Pediatrics & Adolescent Medicine, 164 (10) ; 978-979, 2010.

7 Korbin, J.E. & Krugman, R.D. (eds.) Handbook of Child Maltreatment. Springer, Dordrecht, 2014.

8 長谷川眞理子：進化から見た、親による子どもの虐待．子どもの虐待とネグレクト、一八（二）：一三九－一四七頁、二〇一六．

「Nursing Today ブックレット」の発刊にあたって

　日々膨大な量の情報に曝されている私たちにとって、一体何が重要でどれが正しく適切なのかを見極めることがますます難しくなってきています。

　そこで弊社では、看護やケアをめぐりいま社会で何が起きつつあるのか、各編集者のさまざまな問題意識（＝テーマ）を幅広くかつ簡潔に発信していく新しい媒体、「Nursing Today ブックレット」を企画しました。

　あえてウェブでもなく、雑誌でもなく、ワンテーマだけの解説を小冊子にまとめる手段を通して、医療と社会の間に広がる多様な課題について読者の皆さまと情報を共有し、ともに考えていくための新たな視点を提案していきます。　（二〇一九年六月）

●

本書についてのご意見・ご感想、著者へのメッセージ、「Nursing Today ブックレット」で取り上げてほしいテーマなどを編集部までお寄せください。http://jnapcdc.com/BLT/m/

Nursing Today ブックレット・03

子《こ》どもを虐待《ぎゃくたい》から護《まも》る
――Child《チャイルド》 Abuse《アビューズ》 &《アンド》 Neglect《ネグレクト》

二〇一九年一〇月二〇日　第一版　第一刷発行　〈検印省略〉

編　者　上《うえ》野《の》昌《まさ》江《え》
発　行　株式会社 日本看護協会出版会
〒一五〇-〇〇〇一
東京都渋谷区神宮前五-八-二 日本看護協会ビル四階
〈注文・問合せ／書店窓口〉
電　話：〇四三六-二三-三二七一
ＦＡＸ：〇四三六-二三-三二七二
〈編集〉電　話：〇三-五三一九-七一七一
〈ウェブサイト〉http://www.jnapc.co.jp
デザイン　「Nursing Today ブックレット」編集部
印　刷　日本ハイコム株式会社

ISBN978-4-8180-2215-7

既刊「Nursing Today ブックレット」

01

患者の「賢い選択」を支える看護

執筆◉小泉俊三・井部俊子

四八頁・定価（本体七〇〇円＋税）

抗菌薬の過剰投与や高齢者への多剤併用、高コストな検査への安易な依存といった過剰医療の是正を目指す「Choosing Wisely」キャンペーン。患者が本当に必要な医療を受けるための「賢い選択」を支える看護の役割を考える。

02

無痛分娩と日本人

執筆◉田辺けい子

六四頁・定価（本体七五〇円＋税）

日本でも増加傾向にある無痛分娩。一方で「出産に伴う痛み」を回避することへの忌避、「自然」な出産をよしとする価値観も根強い。無痛分娩の現場を描出することで、出産の痛みや女性、その身体に対する日本人の考え方や文化を浮き彫りにする。

03

子どもを虐待から護る

編集◉上野昌江

六四頁・定価（本体七五〇円＋税）

児童相談所の相談対応件数はここ数年で急激に増加している。少子化や、家庭と地域とのつながりの希薄化など、出産や子育てをめぐるさまざまな課題に向け、母子保健活動を中心に、そこに携わる看護・医療職による最前線の取り組みを提示する。

発行：日本看護協会出版会